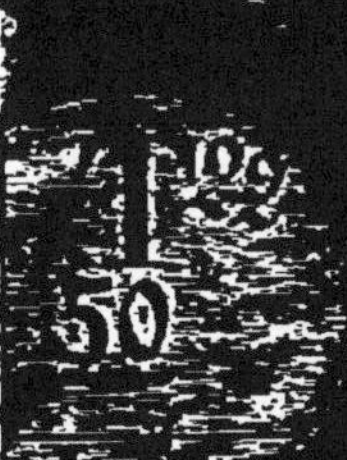

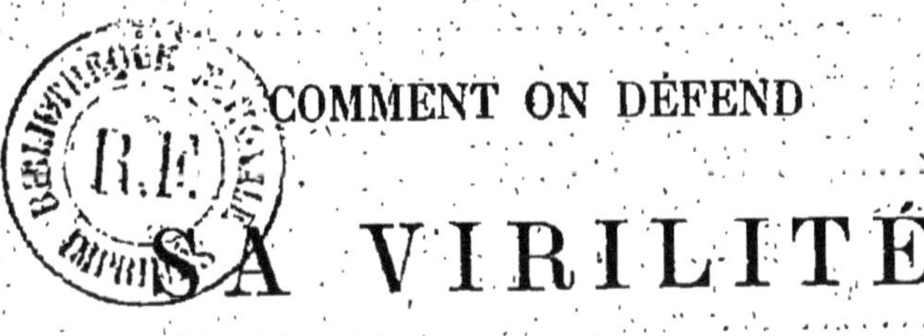

COMMENT ON DÉFEND SA VIRILITÉ

DU MÊME AUTEUR

L'Hygiène des Sexes, nouvelle édition : 1 volume de 300 pages .... 4 fr.

Les Maladies Vénériennes, hygiène et traitement prix .... 3 fr.

La Santé de la femme, 1 vol. cartonné de 385 pages, prix .... 4 fr.

L'Hygiène de la beauté, 8e édition, 1 vol. cartonné de 365 pages, prix .... 4 fr.

Les Névropathes, médecine et hygiène, 1 vol. de 300 pages, cartonné, prix .... 5 fr.

(Envoi **franco** contre mandat.)

XXXVI

COMMENT ON DÉFEND SA VIRILITÉ

LA LUTTE

Contre l'Impuissance et l'Anaphrodisie chez l'homme

PAR

Le Dr E. MONIN

DE LA FACULTÉ DE MÉDECINE DE PARIS
CHEVALIER DE LA LÉGION D'HONNEUR
OFFICIER DE L'INSTRUCTION PUBLIQUE

" Toute médecine est nulle aveugle et inintelligente, " si elle ne commence par la confession " complète. "
Jules MICHELET.

Prix : 1 franc

DEUXIÈME ÉDITION

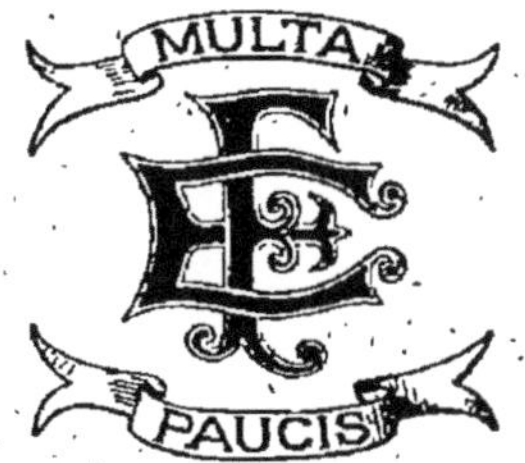

PARIS
L'ÉDITION MÉDICALE FRANÇAISE
29, RUE DE SEINE, 29

PRÉFACE

> « Toute médecine est nulle, aveugle et
> » inintelligente si elle ne commence
> » par la confession complète. »
>
> Jules MICHELET.

Ainsi que je l'ai dit ailleurs (1), il ne faut pas, par une pudeur aussi fausse que déplacée, dédaigner le traitement rationnel de l'impuissance masculine. Le simple affaiblissement de sa puissance génitale rend l'homme triste et hypocondriaque : l'appétit sexuel, tout aussi naturel que nos autres instincts, n'a rien qui doive faire rougir l'humanité...

La question s'élève d'ailleurs, plus haute. Tous les bons Français déplorent nos unions stériles, notre dépopulation inquiétante, notre infécondité nationale séculaire. Or, la puissance génitale est mère de la prolificité. Tout ce qui a pour but de la rétablir normale est conforme à l'hygiène, aussi bien qu'à la loi morale et à la religion naturelle. Il n'y a rien de froissant à vouloir

(1) Dr Monin, *Hygiène des Sexes*, 6e édition, page 41.

rétablir le mécanisme physiologique d'une fonction qui, frappée d'inertie et d'inutilité, devient funeste à l'économie individuelle et à l'avenir de la race ! La puissance sexuelle est, en effet, le chaînon indispensable de l'union connubiale, de même que l'enfant est le grand rouage du bonheur intersexuel et la véritable *signature* de l'association familiale. Avec l'impuissance, le ménage le plus uni se désagrège et la moralité domestique est compromise ; tandis que la virilité parfaite tient les clefs de la joie de vivre et de la justice sociale...

Dr E. MONIN.

Paris, 7, rue Royale.

COMMENT ON DÉFEND

SA VIRILITÉ

I

On peut définir l'*impuissance virile :* la diminution ou l'abolition de l'appétit vénérien ou sexuel et des moyens personnels de le satisfaire.

Il est des variétés d'impuissance que l'on peut qualifier de *mécaniques* : elles dépendent d'une difformité qui met obstacle aux rapports sexuels normaux. Dans cet ordre d'idées, l'exiguité ou l'atrophie du membre viril, son hypertrophie ou ses tumeurs, ses courbures anormales (résultant d'anciennes uréthrites ou d'athérôme des corps caverneux), l'excessive sensibilité du gland ou du prépuce, les hernies volumineuses, les tumeurs du testicule, l'atrophie de cette glande, l'obésité ventrale excessive etc., etc. sont des raisons plausibles pour entraver le fonctionnement sexuel normal.

On remédie, d'ailleurs, à ces disgrâces ou à ces maladies par des traitements plus ou moins efficaces, que nous ne saurions décrire dans cet opuscule, sous peine de le transformer en un gros livre.

Les maladies aiguës et fébriles sont ordinairement les causes occasionnelles d'une impuissance passagère, qui s'évanouit, peu à peu, devant la convalescence. Les anciens médecins envisageaient même, à bon droit, le retour des érections comme un bon signe du rétablissement de la santé générale, à la suite des maladies fébriles les plus graves.

L'inpuissance dont nous visons surtout la cure, dans ce petit manuel, est celle qui résulte de la dépression prématurée de la fonction sexuelle par les abus du célibat, les habitudes solitaires ou les fraudes en matière génitale (déviations génésiques) ; les écoulements très aigus ou les uréthrites anciennes plus ou moins compliquées (rétrécissements) et enfin l'action psychique ou intellectuelle, à laquelle il importe de réserver aussi une large part causale.

Certains états généraux, chroniques et constitutionnels, comme l'anémie et la chlorose, la phosphaturie et le diabète, s'accompagnent fréquemment d'inpuissance marquée: on s'efforcerait, en vain, de guérir ce symptôme (parfois le seul qui frappe les malades), si, par l'analyse du sang et des urines, on n'arrivait à reconnaître, pour la traiter, la maladie originelle.

Les formes que revêt l'impuissance sont excessivement variées et capricieuses : il est des impuissants par excitabilité exagérée (*ceux qui éjaculent trop vite*, avant même l'intromission), tandis que d'autres pèchent plutôt par le défaut contraire et voient l'érection cesser bientôt par la *difficulté d'aboutir* à des sensations agréables. L'onanisme et les excès sexuels anormaux (coït buccal, etc.) entraînent la première forme, la deuxième étant surtout, selon mes observations, la résultante des abus alcooliques.

Nous réservons un paragraphe spécial à l'*onanisme*, considéré comme cause attentatoire fréquente à la virilité. Nous nous étendons aussi sur la *spermatorrhée*, qui est non seulement une cause à combattre, mais une maladie grave, dont la guérison est d'une primordiale importance pour la vie.

On voit souvent la frigidité sexuelle envahir les hommes victimes d'un accident, (coup sur la nuque) d'un tremblement de terre, d'un déraillement (en dehors de tout incident traumatique), d'une émotion vive, perte de fortune, deuils imprévus ou répétés, veuvage, etc. Cette variété d'impuissance, qualifiée ordinairement de *mentale* ou d'*imaginaire*, éclate surtout chez les timides et les émotifs, les *neurasthéniques* (comme on les appelle aujoud'hui) et s'aggrave notablement par le manque de confiance ou la crainte d'un échec mortifiant. Je dois dire que, dans ma pratique, qui date bientôt d'un quart de siècle, j'ai eu fréquemment à combattre cette forme d'anaphrodisie chez les nouveau-mariés, chez les fiancés, chez les intellectuels, littérateurs ou artistes, dont l'imagination est toujours en émoi, l'intelligence absorbée par un travail abstrait, l'esprit préoccupé par le soin difficile d'une réputation à acquérir, à augmenter, à conserver.

II

L'impuissance est un phénomène normal chez les vieillards. Elle sonne le glas de la jeunesse. Mais si la soixantaine amène l'affaiblissement de la *capacité* sexuelle, elle est loin de détruire l'*appétit vénérien*. Souvent même on voit l'absence de capacité contraster péniblement avec l'accroissement des désirs. C'est là le véritable supplice de Tantale: c'est une punition que la nature inflige souvent aux hommes qui aimèrent trop les femmes; elle les condamnent à les aimer toujours! Je conseille souvent, dans ces cas, lorsque la prostate est irritable (ce qui est fréquent) :

1° Un lavement chaud, tous les matins, d'un demi-litre, à conserver, avec 10 grammes de feuilles d'hamamelis et 4 grammes de brômure de strontium.

2° En se couchant, le suppositoire suivant:

Ergotine.....................	0 10
Iodoforme....................	0 05
Poudre de belladone	0 10

Beurre de cacao — Q. S.
— M.

Le vieillard doit savoir renoncer sans regrets à une fonction qui n'est plus de son ressort et se souvenir que chaque fois qu'il transgresse les préceptes de la chasteté, c'est une pelletée de terre qu'il se jette sur la tête, comme l'a fort bien dit le cardinal Maury.

Mais il est des vieillards précoces. Vous les connaissez, ces quadragénaires parcheminés, au teint de cire jaune, aux cheveux grisonnants, quoique touffus, à la voix mince et altérée, portant un ventre en besace, surplombant des organes *autrefois génitaux*, maintenant atrophiés et flétris, immobilisés par l'absence de tout besoin sexuel. Il faut, dans ces cas, vérifier, par l'analyse d'urines, l'existence du diabète sucré, azoturique ou phosphaturique, dont l'influence privative sur l'appétit vénérien est si fréquente et si notoire. Lorsque la cause de cet état d'impuissance précoce reste obscure, et lorsqu'on ne trouve, non plus, aucun abus fonctionnel rendant compte de la précocité du retour d'âge, il faut conseiller les bains d'acide carbonique: tous les jours, grand bain tiède de vingt minutes dans 200 litres d'eau où l'on a fait dissoudre 500 grammes de carbonate de soude (après être entré dans le bain, on y verse 600 grammes d'acide tartrique pour amener le dégagement de gaz). Les extraits organiques (à l'intérieur ou en lavement) m'ont aussi donné de bons résultats, principalement les sucs thyroïdien et orchitique alternés.

III

Si, comme le remarquait déjà Rufus d'Ephèse, la virilité s'accroît par la continence modérée, elle ne tarde pas à décroître lorsque la fonction cesse pendant de longs mois, d'être exercée de temps à autre. La sécrétion spermatique prend, en quelque sorte, l'habitude d'être résorbée dans le torrent circulatoire et devient, au lieu d'une cause d'érection, une sorte d'obstacle inhibitoire à la virilité. C'est ainsi que j'ai eu souvent à traiter l'impuissance de jeunes gens, devenus époux après des fiançailles de plusieurs années, pendant lesquelles ils avaient observé la plus stricte continence. J'ajoute que les douches froides lombaires et les préparations strychno-phosphorées m'ont toujours fourni les plus heureux résultats, dans cette variété d'impuisssance par insuffisance ou manque d'entretien de la fonction.

On voit aussi des jeunes maris, habitués aux caresses ordinaires des prostituées, demeurer soudain impuissants, en présence de l'immobile chasteté d'une ravissante femme légitime. Ici l'accoutumance aux procédés lascifs se combine avec le remords ou avec le souvenir pour produire une sorte d'anaphrodisie *psychipue*, très commune parmi les riches et les heureux du monde. Car, ainsi que l'a dit Arthur Meyer, en un jour de poésie :

« Ni l'or ni la grandeur ne nous rendent taureaux. »

On voit (beaucoup plus rarement) certains hommes n'avoir d'érections possibles qu'avec la même femme. Un fameux littérateur de mes amis compare cette variété d'impuissants aux allumettes suédoises, qui, dit-il, ne prennent feu que sur leur boîte !

L'excitation génitale est, d'ailleurs, variable à l'infini suivant les individus, les races, les circonstances, etc. Personne n'ignore que les odeurs et les parfums, les vêtements, les différences de contacts, les lieux même exercent, sur certains individus, une action des plus réelles. Les climats chauds entraînent l'impuissance prématurée, parce qu'ils excitent d'abord la fonction sexuelle et qu'ils déterminent une virilité précoce ouvrant la porte aux abus de toút genre. La largeur vaginale exagérée, les pertes blanches chez la femme, en supprimant l'excitation pariétale des contacts intersexuels, sont des causes avérées de frigidité chez l'homme. Signalons aussi l'action sédative de la cocaïne, appliquée en pommades ou en solutions, contre le vaginisme.

L'épuisement viril est fréquent chez nos modernes neurasthéniques. Il a pour causes ordinaires les excès vénériens, les mauvaises habitudes de l'adolescence et de la jeunesse, les stimulations exagérées du système nerveux, l'abus des poisons nervins, tels que le tabac, le café, le thé, l'alcool, l'antipyrine ou la morphine. On peut dire sans paradoxe que les progrès de la civilisation conduisent l'humanité vers l'impuissance.

Mais ce sont surtout les précoces abus sexuels qui gaspillent la sève juvénile et ce n'est point sans raison que Tacite attribuait la vigueur des anciens Germains à *l'inexhausta pubertas*, dont ces barbares se faisaient une loi sacrée. Aujourd'hui, nos jeunes gens de trente ans sont fourbus et lézardés au point de vue sexuel: gavés, dès l'enfance, de libertinage sous toutes ses formes, ils sont bientôt comme des soldats ayant épuisé, dans d'inutiles et constantes renconnaissances, toutes leurs munitions vitales. De plus l'orchite et la funiculite, survenues au cours de la chaude-pisse, rendent imperméables les vaisseaux spermatiques afférents et frappent de stérilité et d'impuissance précoce le viveur, fanfaron de vices. L'écoulement gonorrhéique lui-même (*goutte militaire*) éteint souvent les restes d'une ardeur qui tombe.

L'hydrocèle et le varicocèle, ainsi que le sarcocèle syphilitique diminuent aussi singulièrement la valeur érectile et fécondante de l'homme. A ces causes diverses, ajoutons : les empoisonnements par le plomb (céruse des peintres) et le sulfure de carbone (ouvriers en caoutchouc), l'usage prolongé de certains médicaments, comme l'arsenic, les iodures, les brômures, les salicylates, la digitale. L'opium et le haschisch (malgré la légende d'une opinion contraire) conduisent également leurs adeptes à la torpeur habituelle de l'appareil génital et à un état d'impuissance caractérisée.

IV

Les premiers linéaments de la virilité, dans nos climats, apparaissent, d'ordinaire, vers l'âge de de quatorze ans. Mais il est des jeunes hommes dont la fonction génitale reste bien plus longtemps assoupie. Fluets, imberbes, à poitrine étroite, ce sont les mal venus, les infantiles, ceux dont on ne saurait restaurer la puissance virile sans soigner l'état général, sans appeler à l'aide les toniques et les reconstituants, l'huile de foie de morue et les phosphates.

On peut remarquer combien l'insuffissance testiculaire existe fréquente chez les descendants des tuberculeux, des syphilitiques, des cardiaques, des diabétiques et des névropathes. On dirait que les états pathologiques de la nutrition, par une harmonie préétablie de la bonne nature, chercheraient ainsi, providentiellement, à *ne se point transmettre*.

Il est bon aussi d'être prévenu que les végétations adénoïdes de la gorge nasale, coïncidant souvent avec les grosses amygdales, prédisposent l'adolescent à l'infantilisme et retardent sa virilité définitive. Une opération des plus simples permet de transformer en jeunes coqs ces poussins attardés dans une chaponisation avant la lettre.

A côté des *infantiles*, il faut observer les *féministes*, dans le sens médical du mot. Ce sont des jeunes gens qui conservent, après leur vingtième année, un visage potelé, aux traits gracieux, une peau veloutée et rose, des cheveux lisses, l'épaule et le thorax étroits, mais avec des seins rebondis; leur bassin est ample, leurs mains petites, avec fins poignets et doigts fuselés. Ils affichent une certaine prédilection pour les occupations féminines : ce sont de petits hommes d'intérieur, ayant l'esprit de détail, l'amour des parfums et des bijoux et souvent l'envie de s'habiller en femmes et d'essayer des vêtements féminins. C'est chez ces jeunes gens que la formation sexuelle, troublée et pénible, peut être singulièrement favorisée par un traitement thyroïdien bien conduit. Ce traitement a de grands avantages moraux et sociaux : c'est en effet, dans la tribu des féministes que se rencontent, hélas ! ces terribles *perversions* et *inversions* sexuelles, aussi dangereuses pour l'état mental que pour la puissance procréatrice.

L'exercice sous toutes ses formes, l'iodure de fer, les cures thermales, les courants électriques de haute fréquence: tels sont les moyens les plus énergiques pour redresser les anomalies de la virilité à ses débuts et transformer en hommes de véritables asexués.

V

La spermatorrhée est, nous l'avons dit, une grande cause d'impuissance. On conçoit que les pollutions nocturnes et plus encore les déperditions diurnes de la liqueur séminale, déterminent toujours des troubles graves dans le fonctionnement génésique. Au début, les pertes séminales sont ordinairement provoquées par des rêves érotiques, avec leur cortège d'érections violentes et la sensation voluptueuse caractéristique lors de l'orgasme éjaculateur. Plus tard, elles peuvent avoir lieu, de jour, à l'occasion de l'émission des urines ou de la défécation et même à propos d'une simple fatigue corporelle.

La spermatorrhée s'accompagne toujours d'abattement général et de débilité nerveuse, avec obtusion de la sensibilité, symptômes congestionnels vers la tête, troubles digestifs, amaigrissements, pertubations intellectuelles. Les urines sont louches comme du petit-lait et déposent un mucus recélant des spermatozoïdes que l'on reconnaît au microscope. On peut obtenir la même *preuve diagnostique*, en délayant les taches des draps ou du linge ou les petites lamelles desséchées à l'aine et aux cuisses (comparées aux traînées albumineuses des limaces de nos jardins) et en portant sous l'objectif du microscope les corps du délit.

En ce qui concerne l'anaphrodisie, l'émission répétée de la liqueur fécondante, lorsqu'elle se réduit à de simples pollutions nocturnes, revenant, à quelques jours d'intervalle, sous l'action d'une continence exagérée, chez les jeunes gens, le pronostic n'a rien de fâcheux, *à la condition que l'hygiène et la médecine interviennent.* Au contraire, la spermatorrhée éclatant à la suite d'excès vénériens est toujours grave. Elle est suivie de douleurs lombaires, d'une lassitude accablée, d'une torpeur cérébrale intense, résultats immédiats des pertes. Peu à peu, l'orgasme voluptueux cesse d'accompagner l'émission de sperme et l'élément *douleur* fait son entrée. Bientôt, le malade ne peut plus rester étendu sur le dos, aller à la selle, uriner même, sans éprouver une pollution. Ses idées se troublent et deviennent noires, l'estomac se pervertit, la boulimie et les fringales apparaissent. Alors, dans le but de réparer leurs forces amoindries et compromises, les malades usent de force excitants et recourrent à la cuisine aphrodisiaque, qui exagère la spermatorrée et la complique d'une dyspepsie plus ou moins grave. Comme conséquences, la nutrition est en souffrance, la maigreur survient, l'énergie musculaire fléchit, l'oppression apparaît. Le spermatorrhéique devient mélancolique, méfiant et sans volonté : il souffre de vertiges et d'étourdissements, perd la mémoire, l'aplomb et la facilité d'élocution et d'attention.

Tels sont les résultats de la perte du sperme, sécrétion des plus riches, non seulement chimiquement parlant (par le phosphore), mais le seul liquide de l'économie qui abonde en éléments anatomiques de la vitalité la plus accentuée (*zoospermes*). Rien d'étonnant que sa fuite incessante déprime le système nerveux, rende tout travail, toute pensée même intolérables; rien d'étonnant que la frigidité et l'impuissance totale ne tardent à apparaître, avec l'anémie et la névrose, les palpitations, l'insomnie, le marasme et souvent la tuberculose terminale. Ce triste tableau nous explique pourquoi tant de spermatorrhéiques s'évadent de leur pénible existence par le *suicide* : il nous fait voir la nécessité absolue d'intervenir, de bonne heure, au moyen d'un traitement rationnel hygiénique, physique et moral.

Comme toujours, il faut, ici, remonter aux causes, combattre la constipation et les hémorroïdes; éviter les congestions répétées de la moëlle épinière ; traiter les affections de la prostate, les urétrites et les rétrécissements de l'urètre ; remédier à l'allongement du prépuce (*phimosis*), aux calculs urinaires, à la fissure anale, aux vers intestinaux (ascarides et surtout *oxyures*) universellement reconnus comme des causes déterminantes possibles de la spermatorrhée.

Le médecin doit aussi savoir diagnostiquer les cas, heureusement plus rares, où la spermatorrhée reconnaît, comme origines, une ataxie locomotrice commençante ou les débuts d'une affection localisée du cerveau ou de la moëlle.

Pour éviter la *constipation des hémorroïdaires*, je conseille, avant chaque repas, (trois fois par jour) l'un des cachets suivants :

Poudre de soufre lavé..........	0.80
— de capsicum...........	0.20
Extrait sec d'hamamelis.........	0.15

Il faut opposer un frein aux funestes habitudes génitales, et supprimer tout ce qui n'est pas le coït régulier : éviter les spectacles, lectures, images et conversations obscènes ; rechercher un travail physique ou mental absorbant. Aux *anémiques*, les pilules suivantes :

Oxyde de zinc...............	ââ 0.10
Valérianate de fer...........	

M. pour une pilule

rendront de réels services. Pour réprimer les pollutions nocturnes, accompagnées d'érections, rien ne vaut l'hydrothérapie et le bain de mer froid, l'électricité statique. Au coucher, on fera prendre une cuillerée à soupe de :

Eau camphrée	160
Sirop de digitale	30
Brômure de strontium	20
Teinture de belladone	5

M.

Les personnes prédisposées aux pollutions, doivent fuir comme la peste les fatigues du chemin de fer, les irritations génitales par des vêtements trop serrés, des draps de lit neufs, l'exercice de la bicyclette, du tricycle et surtout l'équitation. De leur régime alimentaire, elles supprimeront le thé, le café, l'alcool, le tabac. Leur boisson habituelle sera une bière fortement maltée et houblonnée. Leur chambre à coucher sera fraîche, bien ventilée, la tête du lit au nord : en se couchant, ils feront sur tout le corps, une longue friction à l'alcool camphré. On leur conseillera de se relever la nuit pour uriner, dès qu'ils en sentiront le besoin.

Comme traitement m'ayant bien réussi, dans les formes atoniques de spermatorrhée, je publierai la formule suivante :

Teinture d'ergot de seigle ..	ââ 15 gr.
— d'hydrastis.......	
— de fèves de Calabar	

M.

Quinze gouttes avant chaque repas.

Il faut souvent intervenir localement par le passage d'une bougie molle dans le canal, bougie enduite d'une pommade belladonée et cocaïnée. On diminue ainsi, considérablement, la sensibilité réflexe de la muqueuse urétrale et l'on rend au spermatorrhéïque un signalé service. Dans les cas plus rebelles, on est obligé de recourir à la cautérisation chirurgicale du *verumontanum* urétral à l'aide de la sonde-porte caustique de Lallemand (de Montpellier). La cautérisation resserre les orifices des canaux éjaculateurs et permet la cessation *mécanique* de la spermatorrhée. Trousseau aimait à recommander également la compression de la région prostatique, par une olive métallique de la grosseur d'un œuf de pigeon et introduite au dessus du sphincter de l'anus. Je lui préfère, pour ma part, un suppositoire olivaire, de la même grosseur et de la composition suivante :

Gélatine....................	} ãã q. s.
Glycérine....................	
Tannin	
Poudre de datura...............	0,05

M.

(A préparer à chaud).

VI

Chez l'homme, le besoin de contact intersexuel est causé mécaniquement par l'accumulation de la sécrétion spermatique dans les vésicules séminales. Il est donc facile de comprendre pourquoi la déperdition exagérée de sperme entraîne fatalement l'*impotentia cœundi*. C'est pour cette raison que l'impuissance suit toujours la spermatorrhée.

L'impuissance due à l'onanisme s'explique aussi en partie, par les pertes séminales. Mais il faut surtout tenir compte de la violente excitation des organes et de l'extrême acuité de la tension neurique, ainsi que de l'ébranlement psychique, créateur ou évocateur des représentations les plus étranges et les plus lubriques, chez les masturbateurs de profession.

Tout le monde se souvient de la description classique donnée par Jean-Jacques Rousseau, au livre 8 de ses immortelles *Confessions* :

« J'avais, dit-il, senti le progrès des ans ; mon

tempérament inquiet s'était enfin déclaré, et *sa première éruption, très involontaire*, m'avait donné sur ma santé des alarmes qui peignent mieux que toute autre chose l'innocence dans laquelle j'avais vécu jusqu'alors. Bientôt rassuré, j'appris ce dangereux supplément qui trompe la nature et sauve les jeunes gens de beaucoup de désordres, au dépens de leur santé et de leur vigueur, et quelquefois de leur vie. Ce vice, que la honte et la timidité trouvent si commode, a de plus un grand attrait pour les imaginations vives ; c'est de disposer, pour ainsi dire, à leur gré, de tout le sexe, et de faire servir à leurs plaisirs la beauté qui les tente, sans avoir besoin d'obtenir son aveu. Séduit par ce funeste avantage, je travaillai à détruire la bonne constitution qu'avait rétablie en moi la nature et à qui j'avais donné le temps de se bien former. »

Dans un autre passage des *Confessions*, Jean-Jacques nous raconte comment sa première érection d'enfant fut provoquée par une fessée de Mademoiselle Lambercier. Il est certain que le *libido sexualis* peut être éveillé par la flagellation (ce fut même un traitement, jadis magistral, de l'impuissance), La correction fessière, autrefois fort en usage, poussait à la masturbation un certain nombre de jeunes gens. Les parents, comme les éducateurs de la jeunesse, doivent être mis en garde contre ces résultats, peu attendus, de la fustigation manuelle.

L'onanisme éclate aussi, parfois, à la suite de démangeaisons locales ou d'une trop vive sensibilité du gland, entièrement recouvert par le prépuce, dans le sac duquel s'accumule un irritant smegma. Il faut conseiller, dans ce cas, les lavages minutieux à l'eau tiède additionnée de quelques gouttes de liqueur de van Swieten, matin et soir.

La jeunesse doit s'abstenir de toute nourriture excitante et bannir de ses menus les bisques et épices, sauces savantes, viandes noires et marinées, truffes et champignons, crustacés et mollusques, vin pur et liqueurs, qui excitent la spermatogénèse. On la soumettra à des exercices physiques réguliers en plein air, en évitant les balancements et les montes à califourchon. Le matelas dur, le bain de siège froid, la recommandation de ne pas séjourner au lit sans y dormir et de ne pas omettre de vider la vessie aux premiers signes de réplétion : voilà encore de bons moyens préventifs, supérieurs à tous les brômures.

Il faut surveiller secrètement les enfants et les adolescents et ne les confier qu'à des personnes d'une moralité éprouvée. Si le prépuce est trop long et trop étroit pour permettre la découverte du gland, on n'hésitera pas à consulter le chirurgien : il est notoire que l'onanisme est, relativement, plus rare chez les petits juifs que chez les autres enfants.

Une fois prises, les habitudes masturbatrices

deviennent irrésistibles et comme *automatiques*: c'est pour cela qu'on les voit narguer tous les traitements et se jouer de toutes les contentions mécaniques. Il n'y a guère que la suggestion mentale qui soit capable de réprimer une impulsion invétérée: on crée, par elle, selon Bérillon, des réflexes d'arrêt ou de résistance et l'on opère, graduellement, une véritable rééducation de la *volonté*, faculté mentale absente ou compromise chez tout disciple d'Onan. A la suggestion hypnotique, on peut ajouter l'électrisation pratiquée suivant le rituel suivant: Une petite plaque métallique, bien humectée, est reliée au pôle négatif et appliquée successivement sur différentes régions des organes génitaux externes, l'autre pôle étant appliqué sur une région indifférente. On fait passer un courant assez intense, avec interruptions fréquentes. Puis on recommence, en se servant du pinceau légèrement humecté et relié au pôle négatif; on promène d'abord le pinceau sur le membre viril; puis on l'applique sur le gland, en interrompant pendant quelques secondes l'application, sitôt qu'elle devient très douloureuse. La durée totale de chaque séance est de trois minutes; les séances se suivent de deux jours en deux jours.

VII

L'électricité réveille l'influx nerveux languissant : dans les cas d'impuissance, chez les sujets encore jeunes, elle commande l'appel du sang dans les corps caverneux, organes et sièges de l'érection pénienne. La galvanisation du périnée et du scrotum (bourses) est la méthode la plus usitée, le pôle négatif étant placé sur la colonne vertébrale. On peut aussi employer, dans les cas rebelles, le courant constant : une électrode sur les apoplyses mastoïdes, (2 à 3 milli-ampères pendant 5 minutes) ; puis, sur l'occiput, alternatives lentes.

Un médecin russe, M. Grouzevitch, a inventé, un appareil assez rationnel dans les cas où il ne s'agit que d'impuissance psychique et où il suffit de donner au malade la possibilité d'accomplir, deux ou trois fois l'acte sexuel, pour que ses organes sexuels se remettent à fonctionner normalement.

L'appareil se compose de trois parties : 1° la première, qui a la forme d'une petite selle, s'adapte sur la racine de la verge ; 1° la seconde consiste en un ressort en cuivre, ayant une longueur de 14 à 16 centimètres, couvert de caoutchouc et s'appliquant sur la face inférieure du pénis. A son extrémité supérieure se trouve un petit anneau qui s'adapte dans la rénure rétroglandulaire du côté dorsal. La partie inférieure du ressort se rattache par un procédé spécial à la selle. L'accomplissement du coït, grâce à cet appareil devient possible, vu que le membre se trouve considérablement allongé par l'action du ressort et devient en même temps turgescent à cause de l'accumulation du sang dans les corps caverneux. Le coït, dans ces conditions, n'est accompagné d'aucune sensation désagréable ni chez l'homme, ni chez la femme.

J'estime qu'il est préférable d'éviter ces moyens mécaniques et de se borner aux méthodes que dictent l'hygiène et la médecine rationnelles.

Parmi les aphrodisiaques, il en est de dangereux, comme la cantharide, le phosphore, (ils n'en sont pas meilleurs, du reste, pour cela) ; il en est aussi *d'inoffensifs*, lorsqu'on ne dépasse pas les doses rationnelles. Les formules en sont innombrables, depuis le jour où la vieille Canidie, chantée par Flaccus, élaborait ses *pocula desiderii* et ses *aquæ amatrices* (que, d'ailleurs, le protégé de Mécène ne nous désigne pas plus clairement).

Toutes les essences et les épices, tous les condiments et stimulants aromatiques recélent une action nerveuse et sécrétoire qui les rend aphrodiaques. Le poivre est le plus banal de ces stimulants : c'est avec une raison incontestable que les Indiens font macérer dans le vin des noces, des baies de poivre cubèbe, lorsque l'âge du marié dépasse quarante ans !

La cannelle, la muscade, la menthe, l'anis, la badiane, la girofle, le safran, le cacao, le gingembre, les divers piments, le cresson, le raifort, le céleri, ont aussi une action assurément excitante sur le sens génital. La vanille mérite, d'après Tissié, une mention spéciale, puisqu'elle agirait même par inhalation de son principe odorant particulier. Un jeune négociant en vanille, père de 8 enfants, attribuait au principe excitant de ce parfum, la cause des nombreuses familles qu'ont la généralité de ses collègues. Les douaniers eux-mêmes, spécialement chargés de la vérification des vanilles n'échapperaient pas à cette influence proliférative.

Voici la formule d'une teinture composée qui m'a fréquemment réussi dans ma pratique journalière :

Extrait fluide de kola.......	àâ 15 gr.
— de coca......	
— de calisaya....	
Teinture de vanille.........	
— de cannelle.........	
— de badiane........	
— de musc..........	
— d'ambre gris	

Ess. de menthe Mitcham XLV gtt.

M.

Une cuillère à café dans un peu de malaga, après chaque repas (additionner d'eau, si l'estomac est susceptible).

Parmi les aliments proprement dits, outre ceux que nous avons déjà signalés, la brômatologie indique, comme réparateurs de la fonction génitale: les nids d'hirondelles, les écrevisses, le caviar, la poutargue, la sole, les coulis en général, le homard à l'américaine, la tortue, la bécasse, la grive, la sarcelle, le chevreuil, le renne, le lièvre, le marcassin, les purées de gibier; la moëlle et la cervelle des animaux, les œufs en général, les morilles, les vieux vins rouges de Bordeaux ou de Bourgogne, le Kümmel, la chartreuse.

Lorsque l'impuissance résulte évidemment d'excès, il est naturel de quitter le mode d'existence qui a entraîné l'anaphrodisie : de s'isoler à la campagne, (*à la mer* de préférence), loin des tentations et de s'abstenir *d'essais* jusqu'à ce que la fonction semble totalement revenue. Le massage, les ventouses sèches et cataplasmes sinapisés sur les lombes, la douche périnéale ou rachidienne filiforme, parfois les lavages de l'urètre avec de l'eau chaude ou froide, légèrement salée, accélèrent et accentuent le réveil du sixième sens assoupi. Mais ce qui donne les plus beaux succès curatifs, c'est surtout l'hygiène et le régime appropriés et les électrisations bien faites, surtout lorsque (chose fréquente) il s'agit de personnes vivant surtout par l'esprit, et dont la studiosité cérébrale fait tort à l'excitation médullaire normale.

FIN

TABLE DES MATIÈRES

Châteauroux. — Typographie et Lithographie P. Langlois et Cᵉ

NUMÉROS PARUS

DE LA

Collection « COMMENT ON DÉFEND »

Envoi franco de tous ces volumes contre mandat de un franc adressé à M. le Directeur de l'Edition médicale Française, 29, *rue de Seine, Paris.*

1. G. Fabius de CHAMPVILLE. — **Comment on défend son bétail.** Moyens de prévenir et de combattre la fièvre aphteuse (Cocotte).
2. Dr Henry LABONNE. — **Comment on défend ses Poumons.**
3. Dr H. LABONNE. — **Comment on se défend du Rhumatisme.** La lutte contre les douleurs et l'arthritisme.
4. Dr H. LABONNE. — **Comment on se défend des maladies nerveuses.** La lutte contre la neurasthénie et les névroses.
5. Dr H. LABONNE. — **Comment on défend sa bouche.** La lutte pour la conservation des dents.
6. Dr H. LABONNE. — **Comment on se défend de l'Influenza.** La lutte contre la grippe et le rhume de cerveau.
7. Dr H. LABONNE. — **Comment on se défend contre les maladies du cœur.** La lutte pour la vie.
8. Aug. ELOIRE. — **Comment on défend sa basse-cour.** La lutte contre lesmaladies des volailles et des oiseaux.
9. Albert LARBALETRIER. — **Comment on défend son rucher.** La lutte contre les maladies et les ennemis des abeilles.
10. Dr DHEUR. — **Comment on se défend de la migraine et du mal de tête.** 11. Dr DHEUR. — **Comment on se défend contre l'insomnie.**
12. Dr Henry LABONNE. — **Comment on se défend contre les maladies du sang.** La lutte contre l'anémie et les pâles couleurs.
13. Dr Georges PETIT. — **Comment on défend ses enfants.** La lutte contre leurs maladies.
14 et 15. Paul d'ENJOY. — **Comment on défend ses droits à la chasse.** 2 volumes. Législature et jurisprudence du chasseur.
16. Dr Henry LABONNE. — **Comment on se défend des maladies du rein.** La lutte contre le sucre et contre l'albumine.

17. Dr DHEUR.— Comment on se défend contre la constipation.
18. Dr H. LABONNE. — Comment on défend ses cheveux. La lutte contre la calvitie et contre la canitie.
19. Dr H. LABONNE. — Comment on se défend contre les maladies du foie. La lutte contre l'ictère, la colique hépatique et les cirrhoses.
20. Dr BAUDOUIN. — Comment on défend la vie humaine. La lutte contre les accidents.
21. Dr MENDEL. — Comment on défend ses oreilles.
22. Dr DHEUR. — Comment on se défend contre l'obésité.
23. Dr GIROD. — Comment on se défend contre les vers intestinaux.
24. Dr AUD'HOUI. — Comment on se défend contre les maladies d'estomac.
25. Dr PETIT. — Comment on défend les mères. La lutte contre les accidents de la maternité.
26. Dr PECHIN. — Comment on défend ses yeux.
27. Dr MORA. — Comment on défend ses organes intimes.
28. Dr CRESPIN. — Comment on se défend contre les Maladies coloniales.
29. Dr FOVEAU DE COURMELLES. — Comment on se défend contre la Neurasthénie.
30. Dr CABANES. — Comment on se défend contre les Hémorroïdes.
31. Achille LOMBARD. — Comment on défend ses dents.
32. FOVEAU de COURMELLES. — Comment on se défend de la folie. La lutte pour la raison.
33. Dr BONNET. — Comment on défend son nez.. La lutte contre les rougeurs. L'ozène et autres infirmités.
34. Dr FOVEAU de COURMELLES. — Comment on défend son visage. La lutte pour la beauté.

CHATEAUROUX. — IMP. P. LANGLOIS ET Cie

www.ingramcontent.com/pod-product-compliance
Ingram Content Group UK Ltd.
Pitfield, Milton Keynes, MK11 3LW, UK
UKHW021523260726
13993UKWH00004B/1850